DES DENTS

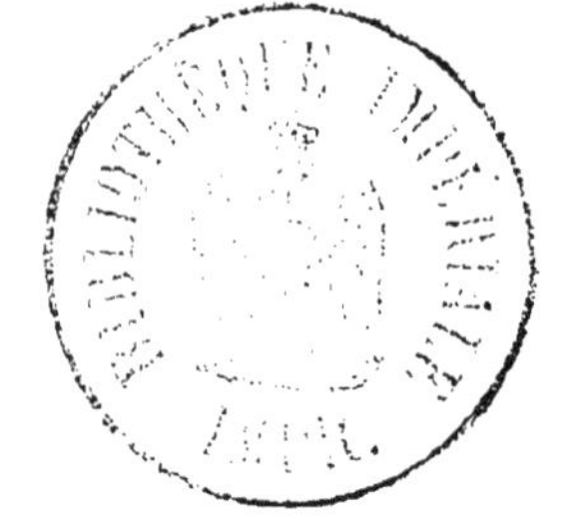

MONOGRAPHIE

PAR

HENRY DIDSBURY

VERSAILLES

IMPRIMERIE DE E. AUBERT

6, avenue de Sceaux.

—

1867

DES DENTS

INTRODUCTION

La vie ne saurait subsister d'une manière normale ou physiologique, sans une série de modifications diverses que subissent les organes, et qui a pour but de remplacer, par des nouvelles molécules saines, les parties détériorées ou décomposées par l'usure continuel organique.

Cette suite de modifications dans toutes les parties de l'organisme est appelée le changement moléculaire.

Pour remplacer les molécules organiques usées, le corps a besoin de l'introduction de substances assimilables, appropriées aux exigences de cette modification continuelle.

La nourriture sert à remplacer les molécules modifiées et usées. Mais, afin de pouvoir convenablement utiliser la nourriture, qui se présente sous les formes les plus variées, il faut que toutes les parties dont se compose cette nourriture soient rendues assimilables. Dans ce but, les organes qui préparent ou effectuent la digestion soumettent les aliments à diverses divisions mécaniques et chimiques.

La première division mécanique que subissent les aliments introduits dans l'organisme, est la trituration qui s'opère dans la bouche.

La trituration des aliments est leur broiement, c'est-à-dire la réduction de leurs parties solides en particules plus menues.

En mécanique, la trituration peut s'opérer par plusieurs sortes d'instruments : 1° le *pilon* opère le broiement par le choc, le poids et par la force de la percussion ; 2° les *meules* agissent par le poids, par déchirure et la force de la friction ; enfin, 3° les *ciseaux* et les *couteaux*, ou autres instruments semblables agissent en tranchant et déchirant.

La nature a doué la bouche de deux rangées paraboliques de petites concrétions ossiformes, superposées et solidement implantées dans les deux os maxillaires (inférieur et supérieur) ; nous avons nommé les DENTS, dont le contact méthodique, opéré par les mouvements verticaux et horizontaux de l'os maxillaire inférieur, pendant l'acte de la mastication, remplit admirablement toutes les fonctions multiples des diverses sortes d'instruments dont nous venons de parler.

La bonne réparation des molécules usées dépend de la bonne digestion ; comme celle-ci est identique avec la bonne assimilation qui, à son tour, serait impossible sans une bonne trituration préalable, il est juste de dire que *la bouche qui remplit bien les importantes fonc-*

tions physiologiques de la mastication devient, par cela même, *la première sauvegarde de la santé.*

Dans la respiration pulmonaire, la bouche joue un rôle passif, comme limite externe d'un tube, par lequel l'air est conduit vers les poumons. Ces deux actes *indispensables à la vie individuelle, organique,* s'accomplissent ainsi par l'intermédiaire de la bouche.

Mais elle remplit une autre fonction active, très élevée, et qui forme *la base de la vie sociale ou de relation;* c'est la *phonation.*

Pour l'acte de la respiration pulmonaire, le concours de la bouche est secondaire; car un tube introduit directement dans la trachée-artère pourrait, sous certaines conditions, y suppléer.

Mais pour la bonne mastication et la prononciation intelligible des sons et mots, il est indispensable que la bouche et les dents qui la garnissent soient dans un bon état de santé.

La grande importance de ces organes a été reconnue dès la plus haute antiquité; le degré de perfection auquel est arrivé actuellement l'art du dentiste doit être considéré comme le fruit d'études et de travaux commencés depuis bien des siècles.

Voué depuis des années à la branche de l'art, dont le but est l'hygiène de la bouche, nous avons été à même de pratiquer spécialement cette branche importante de la médecine, dont l'étude se rattache non-seulement à l'anatomie et à la physiologie, mais exige encore, dans l'état actuel de cette profession, certaines connaissances spéciales de mécanique et de physique ; enfin, même un certain goût artistique n'est pas inutile dans la prothèse dentaire.

Dans un petit ouvrage comme le présent opuscule, il serait difficile de traiter à fond les diverses questions que nous venons d'énumérer.

C'est pourquoi nous nous bornerons à parler succinctement de l'anatomie et de la physiologie dentaires ; nous appuierons certaines données sur des observations pratiques du domaine de la pathologie que nous avons été à même de faire, et qui trouveront leur place mieux dans ces intercalations que si elles étaient l'objet d'un chapitre à part.

Nous diviserons notre travail en plusieurs chapitres, afin de le rendre plus intelligible.

Nous commençons par la description anatomique des os qui constituent le terrain sur lequel s'implantent les dents, et par l'énumération des ramifications artérielles veineuses et des nerfs qui ont spécialement des rapports avec les dents.

Ainsi préparé, le lecteur comprendra facilement la partie purement physiologique de la question.

ANATOMIE DES OS MAXILLAIRES

**Énumération des ramifications vasculaires et
nerveuses qui s'y distribuent.**

GÉNÉRALITÉS.

La *face*, située au-dessous du front, est formée de quatorze os, articulés à ceux du crâne et réunis entre eux. Un seul de ces os constitue la mâchoire *inférieure*.

C'est le MAXILLAIRE INFÉRIEUR.

Le squelette de la mâchoire *supérieure* est constitué par treize os qui ne sont pas tous visibles dehors, et dont nous allons seulement décrire le MAXILLAIRE SUPÉRIEUR.

Le maxillaire *inférieur* est mobile. Le maxillaire *supérieur* ne se meut point, mais il reçoit passivement les impulsions qui partent du maxillaire inférieur.

Du maxillaire inférieur.

L'os maxillaire inférieur est le plus grand os de la face. En tournant en avant la face convexe d'une mâchoire inférieure, le bord dentaire étant en haut, on reconnaît que l'os maxillaire est un os symétrique, impair, dont on peut diviser la description en deux parties.

1° Le *corps* du maxillaire inférieur.

C'est la partie moyenne de l'os, courbée en parabole,

et qui porte les dents. On lui considère deux bords, le bord inférieur, ou la base, et le bord supérieur ; deux faces, une face antérieure et une face postérieure.

Sa face antérieure, convexe, présente, à peu près dans le milieu, une protubérance plus ou moins saillante , selon les individus, et qui résulte de la réunion des deux parties du corps de l'os. C'est la symphyse ou protubérance du menton.

Un peu en dehors de la protubérance, nous trouvons de chaque côté (à droite et à gauche) une ouverture, le *trou mentonnier ;* c'est *l'orifice externe, antérieur, du canal dentaire* ou *alvéolaire inférieur.*

Les deux *fossettes,* qui servent de points d'insertion aux muscles de la houppe du menton, et la *ligne oblique externe,* à laquelle s'attachent plusieurs muscles, sont des détails anatomiques qui n'intéressent pas directement notre sujet.

Nous ferons également une simple mention des détails anatomiques de la face postérieure du corps du maxillaire inférieur.

Cette face est concave. Elle présente plusieurs saillies osseuses ou apophyses, qui servent d'insertion à plusieurs autres muscles, et une fossette destinée à loger la glande sublinguale.

La *ligne oblique interne,* ou ligne myloïdienne, située à l'extrémité postérieure du bord alvéolaire, nous intéresse particulièrement ainsi que la ligne oblique *externe,* parce que certaines pièces de prothèse dentaire que nous moulons sur nature, pour remplacer des dents qui manquent, prennent leur appui dans une coadaptation aussi intime que possible de la pièce artificielle à la partie sur laquelle elle est moulée.

Le bord supérieur du maxillaire inférieur présente — s'il est intact chez l'adulte — seize enfoncements, appelés alvéoles, dans lesquels sont logés les dents, et dont les formes et les dimensions sont déterminées par celles des racines dentaires qu'elles renferment.

2° Les *branches* du maxillaire inférieur.

De chaque côté du corps du maxillaire on observe un prolongement allant obliquement de bas en haut et se bifurquant à l'extrémité supérieure.

Nous ne ferons qu'une description sommaire de cette portion de l'os.

En commençant au point de réunion avec le corps de l'os, nous considérons trois bords : le bord *postérieur*, concave, qui est en rapport avec la glande parotide ; le bord *antérieur*, qui est formé par la continuation des lignes obliques externe et interne du corps du maxillaire inférieur ; un troisième bord est formé par la bifurcation ou échancrure sigmoïde ou semi-lunaire; il est tranchant et concave.

Nous distinguons également trois parties angulaires, dont une — l'angle de la mâchoire — varie avec l'âge, et détermine la conformation de la figure par la tension qu'il exerce sur les parties musculaires qui le recouvrent; obtus et peu rugueux chez les enfants, il est presque droit et souvent rugueux chez l'adulte.

Les deux autres angles se terminent par les deux apophyses maxillaires, l'antérieure ou coronoïde, et l'apophyse postérieure, condyle ou tête de la mâchoire, qui s'articule dans la cavité glénoïde avec l'os temporal.

L'articulation du maxillaire inférieur d'avec l'os temporal forme l'endroit qui sert de pivot et de point d'appui aux mouvements de la mâchoire. L'os peut exécuter : 1° des mouvements verticaux, de bas en haut, et retour ; 2° des mouvements horizontaux : d'avant en arrière, et retour ; de droite à gauche, et retour.

Ces divers genres de mouvements, combinés avec les

formes des dents, déterminent l'action propre à chaque espèce de dents.

Si le maxillaire inférieur était coupé au milieu, au menton, le levier ainsi formé constituerait un levier simple du troisième genre, ayant le point d'appui à l'extrémité, la puissance au milieu et la résistance au bout antérieur. Ainsi disposée, la force triturante des dents serait très minime, tandis que la réunion de ces deux leviers par le milieu, forme un surcroît de puissance énorme. L'application de ce genre de levier facilite la rapidité des mouvements.

L'articulation de cet os est sujette à des luxations ; en pratiquant l'avulsion des dents de l'arcade inférieure, il faut tenir compte de la possibilité de cet accident, et soulever les dents des alvéoles avant de les tirer en avant.

C'est du reste une règle générale dans l'avulsion des dents, de les détacher toujours, selon l'axe des alvéoles, avant de les retirer dehors. Autrement on pourrait risquer de produire brutalement non-seulement la lésion des parties molles et des alvéoles, mais même celle des parties osseuses et profondes.

On considère également aux branches une face externe et une face interne.

La face externe est unie.

La face interne présente — à part d'autres rugosités qui servent d'attaches musculaires — un sillon, pour le nerf mylo-hyoïdien, et à peu près au milieu, à la partie supérieure, le trou dentaire supérieur, appelé également *orifice interne* ou postérieur *du canal dentaire.*

Cette ouverture est protégée par une petite crête osseuse à laquelle s'attache une bandelette fibreuse.

Par conséquent, on peut considérer le canal alvéolaire ou dentaire inférieur comme un tube, destiné à conduire les vaisseaux 'artériels et veineux ainsi que les

nerfs de cette partie, et à les *protéger efficacement*
contre des pressions fréquentes et violentes auxquelles
ces organes seraient continuellement exposés s'ils étaient
logés dans une simple rainure ouverte. Les deux orifices
de ce canal, l'orifice antérieur, externe ou inférieur, et
l'orifice postérieur, interne ou supérieur, sont situés
exactement sur des points où les pressions exercées par
la mastication ou la phonation sont moins violentes que
dans d'autres parties de l'os.

La destination protectrice du canal résulte clairement
de la variabilité dans les dimensions et la direction ou si-
tuation de ce canal, suivant les diverses époques de la
vie et suivant le mode de l'alimentation.

Ainsi, chez le nouveau-né, ce canal est très vaste, pour
rendre possible une riche vascularisation et nutrition des
rudiments dentaires ; il suit à peu près le bord inférieur
du maxillaire, parce que, situé plus haut, il pourrait
souffrir pendant la forte succion de l'allaitement, ou oc-
casionner des douleurs ou maladies par la pression
exercée sur les nerfs ou vaisseaux qu'il renferme.

Dans l'âge adulte, il se trouve à peu près au milieu du
corps de l'os, en suivant la ligne oblique interne. Son
diamètre est moins grand que chez l'enfant, car aussi la
vascularisation devient moins riche. Enfin, chez le vieil-
lard édenté, dont les rateliers prothétiques peuvent se
passer de vaisseaux et de nerfs vivants, le canal alvéolaire est presque oblitéré et forme quelquefois le bord
supérieur du corps de l'os maxillaire inférieur.

L'os maxillaire inférieur apparaît dans l'embryon de
très bonne heure ; il commence à se développer par deux
points osseux, parfaitement distincts, qui se réunissent à
la symphyse du menton. On pourrait donc, à la rigueur,
considérer cet os, dont les parties droite et gauche se
ressemblent, comme un os pair réuni par un os impair.

Dans cette supposition, la face serait formée par seize os, au lieu de quatorze, dont sept os pairs et deux os impairs.

Des os maxillaires supérieurs.

La réunion des maxillaires supérieurs constitue un os pair composé de deux parties semblables.

En plaçant ces os pairs au-dessus du maxillaire inférieur, dans la position qu'ils occupént naturellement, on reconnaît qu'ils présentent une forme très irrégulière. Mais en enlevant tous les appendices multiformes, on voit que la réunion des os maxillaires supérieurs constitue à peu près un coin ou une pyramide irrégulière ; cette masse osseuse serait très lourde si elle était presque pleine comme le maxillaire inférieur ; mais son poids est considérablement diminué par une excavation intérieure (le sinus maxillaire), dont les dispositions particulières ne nuisent en rien à la solidité de l'os.

La description complète de ces os serait trop compliquée pour le sujet qui nous occupe spécialement.

Ici il suffira de dire qu'ils sont réunis sur la ligne médiane, à la partie antérieure et moyenne de la face.

On peut leur considérer : 1° une paroi antérieure, tournée vers la face ; 2° une paroi supérieure, ou orbitale, triangulaire, formant une partie de l'orbite ; 3° une paroi postérieure ou nasale. A ces parties fondamentales du corps de l'os s'ajoutent en divers endroits quatre prolongements : 1° un prolongement ascendant (apophyse naso-frontale); 2° l'apophyse malaire, zygomatique (s'articulant avec l'os de la pommette); 3° l'apophyse palatine, formant la voûte palatine de la bouche, et dont une face est tournée vers le nez ; 4° l'apophyse alvéolaire, qui forme l'arcarde alvéolaire supérieure.

Nous aurons à considérer particulièrement ce dernier prolongement et certaines parties des deux premières parois du corps de l'os.

La *paroi antérieure* présente en bas et en dedans une fossette, limitée en dehors par la saillie de l'alvéole de la dent canine ; un peu plus sur le côté et plus haut se trouve une fosse plus profonde, la fosse canine, qui donne attache au muscle canin et se dirige vers le trou sous-orbitaire.

En arrière de la *paroi postérieure* se trouve la tubérosité maxillaire ; des nombreux conduits la traversent pour donner passage aux nerfs dentaires supérieurs et postérieurs. Au-dessus de *l'apophyse palatine* se trouve la face interne des alvéoles.

Avant d'étudier *l'arcade alvéolaire*, nous allons énumérer les bords de la paroi orbitaire de l'os. Ce sont :

1° L'orifice antérieur, tranchant, échancré, des fosses nasales ;

2° Un bord externe, court et mousse, au-dessous de la tubérosité malaire ;

3° Le bord postérieur très mousse ;

4° Le bord inférieur, formé par *l'arcade alvéolaire supérieure*.

Cette arcade est tournée en bas, courbée, à convexité externe.

Elle est composée de deux lames osseuses, dont l'externe est plus faible que l'interne. Ces deux lames sont posées presque parallèlement et séparées, chez l'adulte, par des parois transversales, en huit alvéoles pour chaque moitié. Cinq de ces alvéoles, en comptant depuis le milieu, ont une forme simplement conique, tandis que chacune des dernières trois alvéoles est subdivisée en plusieurs cavités convergentes (ordinairement deux ou trois pour chaque dent), dans lesquelles sont logées les racines des grosses molaires. Ces racines sont quelquefois recourbées et forment alors des crochets plus ou moins anguleux qui rendent l'extraction très difficile et douloureuse. D'autre fois, il arrive anormalement que les parois supérieures des alvéoles des grosses et petites molaires disparaissent; dans ces cas, les racines de ces dents proéminent librement dans la cavité du sinus maxillaire.

Après la perte d'une racine dentaire, que ce soit dans l'arcade supérieure ou inférieure, l'alvéole se rétrécit sous la pression des dents et des tissus environnants et se résorbe.

Ce retrait peut devenir tellement considérable, comme par exemple à la suite de la perte d'une rangée entière de dents, que le volume total de la face peut diminuer considérablement; il est facile d'apprécier et de mesurer cette différence chez des vieillards édentés.

Nous avons vu que la tubérosité maxillaire est munie de nombreuses ouvertures. Quelques-unes de ces ouvertures résultent de la texture spongieuse de cette partie de l'os; elles sont remplies de substance médullaire, tandis que d'autres ouvertures constituent des véritables conduits pour les vaisseaux et nerfs de l'arcade dentaire supérieure. Quand ces ouvertures servent à cet usage, on leur donne spécialement le nom de conduits ou canaux du maxillaire supérieur. Cette dénomination ne nous semble pas très exacte, parce que, rigoureusement, chaque ouverture qui se trouve dans cet os pourrait être désignée par le même nom.

Nous allons maintenant examiner une partie de la paroi *supérieure ou orbitale* du maxillaire supérieur.

Les bords de cette paroi forment une partie de l'orbite; le bord antérieur forme une portion de la limite ou du rebord de l'orbite en avant, le bord postérieur se termine dans l'orbite, sans rencontrer la facette orbitaire de l'os sphénoïde. Cette solution de continuité forme une grande fente située au fond de l'orbite et qui livre passage aux nombreux vaisseaux et nerfs de l'œil et de certaines partie de la face.

Le plan inférieur de l'orbite, formé par la réunion de la facette orbitaire du palatin, de l'os maxillaire supérieur et l'os malaire (pommette), est légèrement incliné en avant.

De la solution de continuité dont nous venons de parler, se dirige en avant la gouttière sous-orbitaire, formée par la réunion déclive des bords infra-orbitaires des os maxillaire et malaire. L'orifice supérieur de cette gouttière forme ainsi une portion du bord de la fente orbitaire.

Nous avons mentionné ces détails, parce que cette gouttière se transforme progressivement en un canal tubulaire, appelé le canal infra-orbitaire, dont l'ouverture inférieure, le trou sous-orbitaire, a déjà été mentionnée comme indiquant la direction supérieure du muscle canin et de la fosse canine.

C'est cette particularité qui a probablement contribué à faire naître et accréditer une croyance populaire erronée, d'après laquelle les dents canines supérieures (appelées pour cela même dents œillères) auraient des rapports plus ou moins intimes avec les yeux. Peu à peu, à mesure que la connaissance des sciences naturelles se répand et pénètre dans toutes les classes de la société, les préjugés de l'ancien temps disparaissent. Mais il nous arrive encore aujourd'hui assez souvent d'être consulté à ce sujet pour que nous ayons cru utile de lui consacrer une page. Toutes les dents de l'arcade supérieure, non-seulement les canines, mais encore les molaires, ont leurs racines tournées en haut, tirent leur nourriture vasculaire et leur innervation de ramifications avoisinant l'œil, et envoient les résidus par les vaisseaux de retour dans cette même direction ; aussi pourrait-on les appeler toutes des dents œillères, avec la même raison qui a fait donner cette dénomination spéciale aux dents canines supérieures.

Une partie du canal sous-orbitaire se subdivise en deux canalicules latéraux qui se dirigent, entre les deux feuillets alvéolaires dont nous avons parlé, vers les racines des dents supérieures.

Les canaux alvéolaires, antérieurs et moyens, alimentent les dents antérieures et moyennes de l'arcade supérieure ; les dents postérieures molaires sont servies par les canaux alvéolaires postérieurs qui se dirigent vers les racines dentaires depuis les trous maxillaires supérieurs.

Pour examiner ces canaux qui traversent les os, ainsi que les canaux du maxillaire inférieur, il faut scier et préparer ces os dans le sens longitudinal de l'axe de ces canaux.

Des artères et veines dentaires.

Le changement moléculaire dont nous avons parlé dans l'introduction a pour but — nous le rappelons ici — le remplacement des particules de l'organisme qui sont usées, par des particules propres à entretenir la vie et à se modifier à leur tour. Nous avons dit comment la bonne digestion est indispensable pour rendre assimilable la nourriture, qui ne servirait absolument à rien, dans l'état brut où elle est ingérée si elle n'était pas transformée en une substance particulière, facilement assimilable dans les divisions infinitésimales petites de l'organisme.

Notre cadre s'élargirait trop si nous voulions ici seulement énumérer les divers laboratoires dont est composé l'organisme, et dont le but unique est de préparer ou d'opérer la transformation moléculaire dont nous venons de parler.

Qu'il nous suffise de dire en général que les parties assimilables de la nourriture sont, après une préparation suffisante, transformées en sang ; que ce sang est oxygéné par la respiration ; dans cet état, il contient, sous la forme la plus appropriée à une transformation moléculaire rapide, les diverses substances nutritives qui peuvent alimenter, faire naître et accroître les diverses parties élémentaires dont est composé le corps. Le cœur, par ses mouvements rhythmiques, et les conduits vasculaires appelés artères, par leurs ramifications et subdivisions infinies, produisent cet arrosage continuel de toutes les parties de l'organisme, avec le liquide nourricier par excellence, le sang oxygéné, qui sert à reconstituer ces mêmes parties.

La bouche et les dents également participent à cette large distribution alimentaire. En leur rendant une partie de ce qu'ils lui ont permis d'élaborer, l'organisme s'acquitte à tout instant de la dette qu'il est forcé de contracter et de renouveler envers ces organes indispensables à son entretien.

En proportion de la totalité de l'organisme, nourric par l'activité de ces mêmes parties, la nourriture propre qui leur revient ainsi est presque insignifiante ; on pourrait dire que l'organisme sert à peine à la bouche et aux dents un maigre intérêt du capital, de l'industrie ou de l'activité que ces organes déploient ou consomment pour l'utilité de l'ensemble.

Et pourtant cette faible partie non-seulement suffit à leur entretien, mais nous pouvons facilement constater des maladies ou des états pathologiques locaux, toutes les fois que la nourriture afflue trop abondamment vers un point spécial. Ainsi les violentes douleurs dentaires naissent souvent d'une trop grande affluence de sang vers ces organes. La nature nous prouve ainsi, à chaque instant de la vie, qu'elle veut un travail continuel moléculaire, dans toutes les parties de l'organisme, et qu'elle ne tolère pas, dans l'état de santé parfaite, le cumul ou les magasins d'approvisionnement.

Les dernières ramifications artérielles qui se rendent vers les dents proviennent de l'*artère maxillaire interne* qui, elle-même, est la seconde branche terminale de l'ARTÈRE CAROTIDE EXTERNE.

L'artère *maxillaire interne* est très importante.

Elle donne des rameaux au cerveau, à l'oreille, aux muscles de la face et de la bouche, à la voûte palatine, à l'œsophage, au pharynx, au nez, à l'orbite, au sac lacrymal, etc., en un mot elle est en communication avec toutes les parties de la tête. Elle est accompagnée de rameaux du nerf de la cinquième paire.

Cela nous explique pourquoi toute la face et même toute la tête peuvent être souffrantes à la suite du moindre engorgement, ou de la moindre oblitération survenue dans le trajet de cette artère, ou à une de ses ramifications terminales.

Cela nous explique aussi pourquoi une déplétion sanguine locale des gencives (par des sangsues ou d'autres moyens) peut calmer certains maux de tête qui n'avaient aucun autre rapport avec les dents; les dents peuvent dans ces cas paraître parfaitement saines.

Cela nous explique encore le danger d'une avulsion dentaire pendant la tuméfaction de la face, produite par la même oblitération.

Cela nous explique enfin les graves dangers auxquels

le travail de la dentition peut exposer le système nerveux et le cerveau des enfants.

Nous pourrions multiplier à l'infini les déductions que
la pratique nous a permise de tirer de cette circonstance
de la ramification de l'artère maxillaire interne et du
nerf, mais les citations que nous serions obligé de faire
étendraient outre mesure notre cadre.

Les ramifications de cette artère, qui intéressent directement et immédiatement le système dentaire, sont :

L'artère alvéolaire inférieure. Elle nourrit toute l'arcade dentaire inférieure.

Elle entre par l'orifice interne ou postérieur dans
le canal dentaire inférieur, et se rend à l'ouverture
opposée, où elle se ramifie dans le rameau dentaire interne pour *les dents incisives*, et le rameau externe, qui
passe à travers l'orifice du menton, pour nourrir cette
partie.

Les canines ou les molaires inférieures sont nourries
par des rameaux capillaires dentaires qui montent directement de l'artère vers les racines dentaires, en traversant la paroi du canal alvéolaire.

Les terminaisons du rameau externe s'anastomosent
avec les rameaux du menton et des lèvres de l'artère
maxillaire externe.

Les dents de l'*arcade supérieure* sont nourries par des
branches de la même artère maxillaire interne.

Ces branches forment l'*artère alvéolaire* ou maxillaire
postérieure qui nourrit les *molaires supérieures*, en passant par le canal alvéolaire supérieur.

Une autre branche est l'*artère sous-orbitaire* qui se
subdivise pendant son passage dans le canal sous-orbitaire. Les rameaux de cette division, qui se rendent aux
incisives et canines supérieures, sont appelés *artères alvéolaires* ou dentaires *supérieures ou antérieures*.

Ainsi s'opère, par des terminaisons capillaires, la nutrition de chaque racine dentaire.

Les résidus non utilisés retournent dans la circulation par les veines dentaires *inférieures* qui se rendent à la veine *maxillaire interne* et les veines *alvéolaires supérieures* qui se rendent à la *veine faciale*. Les veines maxillaire et faciale sont des branches de la VEINE JUGULAIRE INTERNE.

Des nerfs dentaires.

Les nerfs dentaires sont des ramifications du *nerf trijumeau* ou *nerf de la cinquième paire*.

Ce nerf est formé de deux racines, dont une est plus volumineuse que l'autre. La première est la racine sensitive, l'autre la racine motrice.

Les douloureuses et bien connues manifestations de la racine sensitive de ce nerf ont probablement causé la création de la branche médicale qui nous occupe.

Cette racine naît du bulbe rachidien, entre le faisceau latéral et les corps restiformes dont elle semble faire partie. Elle traverse la protubérance annulaire pour sortir du cerveau, entre la partie supérieure et interne du pédoncule cérébelleux moyen et la protubérance. La racine motrice provient du pont de Varole.

A la sortie du cerveau, les deux racines, accolées ensemble, s'acheminent, en se portant en haut, dehors et avant, vers une dépression du rocher, située un peu au-dessus de l'oreille et presque à la hauteur du globe oculaire.

Dans cette excavation, le faisceau nerveux forme un renflement plat, recouvert de la dure-mère et appelé ganglion de Gasser; très peu de filets de la racine motrice contribuent à la formation de ce ganglion. Ce ganglion a une forme semi-lunaire dont la partie convexe est tournée en avant; sa forme lui a valu le nom de ganglion semi-lunaire.

Un tableau fera facilement comprendre celles des divisions du nerf trijumeau qui nous intéressent spécialement; nous ne parlerons point des autres.

NERF TRIJUMEAU

ORIGINE *de la portion majeure ou sensitive :*
le corps restiforme.
ORIGINE *de la portion mineure ou motrice :*
le pont de Varole.

Trajet et ramifications :

GANGLION DE GASSER

1° NERF OPHTHALMIQUE (ne nous intéresse pas spécialement.

2° NERF MAXILLAIRE SUPÉRIEUR (se divise en 4 branches) :

Nerf alvéolaire supérieur (par la tubérosité maxillaire), forme diverses parties des

Nerfs dentaires supérieurs postérieurs, pour les dents *molaires* et la muqueuse gingivale.

Nerf sous-orbitaire (par le canal sous orbitaire), se divise en plusieurs

Nerfs dentaires supérieurs moyens (pour les *canines*) ;

Nerfs dentaires supérieurs antérieurs (pour les *incisives.*

Les autres divisions du nerf maxillaire supérieur ne nous intéressent pas ici.

3° NERF MAXILLAIRE INFÉRIEUR.

Nous ne nous occuperons point ici des *branches supérieures* et de leurs divisions, mais uniquement d'une partie de la *branche inférieure* de ce nerf, qui constitue

Le nerf maxillaire inférieur propre, ou nerf *mandibulaire.* Une des divisions de ce nerf est le

Nerf alvéolaire ou dentaire inférieur, dont les subdivisions forment les diverses racines de l'arcade dentaire inférieure.

Ainsi que nous reconnaissons par ce tableau, le nerf trijumeau se divise, à la sortie du ganglion de Gasser, en trois grosses branches. La majeure partie de la seconde grosse branche, la branche *maxillaire supérieure*, se porte en avant jusque sous le globe de l'œil (au canal sous-orbitaire), où elle se subdivise en beaucoup de filets. Mais auparavant, à peu près à la moitié de son trajet, près de la tubérosité maxillaire, elle envoie, à travers les trous maxillaires supérieurs, plusieurs filets dont chacun s'introduit dans une racine des dents *molaires supérieures*. Ces filets constituent, avec ceux qui se rendent à la muqueuse de la gencive, les nerfs *dentaires supérieurs et postérieurs*.

La partie de la branche qui poursuit son trajet jusqu'au canal sous-orbitaire dans lequel elle s'engage, est appelée *nerf sous-orbitaire*. La plus grande portion de ce nerf se rend aux gencives, aux lèvres, au nez, etc., mais plusieurs filets se séparent dans les canalicules qui forment la subdivision du canal sous-orbitaire.

Les uns de ces filets, qui constituent les nerfs *dentaires supérieurs moyens*, desservent les *canines*, les autres, formant les *nerfs dentaires supérieurs et antérieurs*, se rendent aux dents *incisives*.

Plusieurs anatomistes appellent la branche qui se rend aux *canines*, le *petit nerf dentaire antérieur*, et celle destinée aux *incisives*, le *grand nerf dentaire antérieur*.

Des anastomoses ont lieu entre les divers filets nerveux, et c'est principalement le petit nerf dentaire antérieur qui produit ces anastomoses.

Les nerfs dentaires supérieurs descendent d'abord entre les lamelles de la paroi faciale des os maxillaires supérieurs ; plus bas, ils suivent le trajet des gouttières qui se trouvent à la paroi interne de l'os ; ils forment une anse ou un arc concave dans la partie supérieure avant de constituer, par les plus fines ramifications, le plexus dentaire. Ce plexus traverse les petits canaux alvéolaires, et envoie un filet à chaque racine dentaire, tandis que d'autres filets pénètrent dans la partie spongieuse de l'os maxillaire, entre les racines dentaires, avant de se rendre aux gencives.

Un peu au-dessus de la racine des canines, l'anastomose du nerf dentaire supérieur moyen, avec le nerf nasal postérieur moyen, forme un petit renflement, le *ganglion sus-maxillaire,* qui est par conséquent en communication avec toutes les racines dentaires, principalement avec les incisives et canines.

La grosse branche *maxillaire inférieure* du nerf trijumeau se divise d'abord en deux parties, dont une seule nous intéresse ; c'est la partie *inférieure.*

La branche inférieure descend le long du muscle ptérygoïdien jusqu'à l'orifice intérieur ou postérieur du canal dentaire de l'os maxillaire inférieur. Il traverse ce canal en envoyant un filet à chaque racine dentaire. Ces divers filets constituent sur l'artère alvéolaire inférieure un réseau nerveux dont les ramifications suivent les divisions artérielles.

D'autres filets considérables de ce nerf se rendent aux diverses parties qui constituent les gencives et les lèvres inférieures.

Des gencives.

Après avoir décrit les parties osseuses dont les anfractuosités déterminent les trajets vasculaires et nerveux, il nous reste à dire un mot des *gencives,* parce que leur structure et l'aspect intéressent beaucoup le dentiste.

Les lèvres, joues, la voûte palatine et les glandes de

la cavité buccale sont recouvertes par une *membrane muqueuse fine.*

Sans tracer une ligne de démarcation autrement distincte que par la forme particulière des parties qu'elle recouvre, cette muqueuse revêt également les parties des os maxillaires qui constituent les deux faces des arcades alvéolaires ; mais dans ces endroits, ainsi que pour la voûte palatine, la muqueuse est *très épaissie* par une couche fibreuse et très dense.

Chez l'enfant qui n'a pas encore de dents, cette muqueuse alvéolaire est lisse, uniforme, et sans solution de continuité. Mais l'éruption des dents modifie cette configuration uniforme. Les dents, au fur et à mesure que leur accroissement les pousse depuis leur point de naissance jusqu'au bord alvéolaire, exercent sur les bords de la muqueuse une certaine tension ; enfin, arrivée au développement nécessaire à cet effet, chacune des dents coupe isolément la portion de la muqueuse du bord alvéolaire qui se trouve à son sommet tranchant, et qui lui offre la plus minime résistance.

Par cette disposition, chaque dent se trouve ainsi solidement enchâssée dans un trou de la gencive, dont les fibres forment une espèce de bourrelet ferme, qui maintient chaque dent, et la sépare des dents voisines.

Par sa rupture, dans l'endroit où elle a subi la plus grande tension, la muqueuse est amincie autour du collet des dents.

Du périoste alvéolo-dentaire.

Les auteurs décrivent sous le nom de périoste alvéolodentaire une membrane très fine qui entoure les racines dentaires, sans y adhérer, sauf dans certaines maladies de ces parties.

Cette membrane forme la continuation de la muqueuse gingivale.

Les auteurs admettent que le périoste alvéolo-dentaire n'est autre chose que la terminaison de cette muqueuse recourbée autour de la dent; mais comme les dents sont déjà entourées d'une gaîne pareille, avant d'avoir percé les rebords alvéolaires, il nous semble plus rationnel de dire que le périoste alvéolo-dentaire est une membrane fine qui recouvre les parois intérieures des alvéoles; elle se réunit par première intention à la muqueuse gingivale externe, par la cicatrisation des bords des petites solutions de continuité ou plaies produite par le percement des dents.

La muqueuse gingivale est très vasculaire; c'est pourquoi elle saigne facilement. Les artères, veines et nerfs des gencives sont les mêmes que ceux des dents et des parties voisines de la muqueuse buccale; seulement les parois antérieures des gencives ne reçoivent que de rares filets de nerfs sensitifs.

Aux bords concaves des deux arcades dentaires, la muqueuse gingivale recouvre des petites glandes folliculaires qui sécrètent un liquide particulier, dont le durcissement constitue le tartre dentaire.

ODONTOGÉNIE.

Nous avons décrit tous les détails du terrain sur lequel les dents sont implantées et dans lequel elles peuvent se développer; maintenant nous allons étudier la manière dont ce développement progressif a lieu.

L'odontogénie est la partie de la physiologie qui décrit le mode de développement des dents.

L'odontogénie nous apprend à diviser la dentition de

l'espèce humaine en trois ou quatre périodes parfaitement distinctes.

La première époque comprend la *formation intérieure des dents*, jusqu'au moment de leur éruption.

La seconde époque comprend la dentition temporaire ou passagère des enfants; on l'appelle *première dentition*.

La troisième époque, appelée *seconde dentition*, commence par le remplacement des dents de l'enfance par des dents permanentes ; à cette époque, d'autres dents permanentes font éruption, qui n'étaient pas visibles pendant la première dentition.

Basé sur l'éruption tardive de quelques dents chez des adultes ou des vieillards, on a encore admis une quatrième époque, celle de la *dentition des vieillards*. Mais jusqu'à présent les quelques faits sur lesquels se base cette division, ne peuvent être considérés que comme des exceptions rares.

Première époque. — Formation des dents.

Vers le deuxième ou troisième mois de la vie embryonnaire, se constitue dans l'épaisseur des os maxillaires une membrane particulière dont le durcissement et les autres modifications moléculaires forment, vers le cinquième mois, le périoste alvéolo-dentaire et la pulpe dentaire.

Ce phénomène commence par l'apparition d'une petite vésicule, à l'extrémité d'un vaisseau provenant du canal alvéolaire, et aboutissant à la muqueuse buccale; la vésicule divise la muqueuse en s'enfonçant perpendiculairement vers le canal alvéolaire. Dans le fond de cette vésicule se forme, par soulèvement d'une membrane, une papille. A travers la paroi de cette papille transsude une substance cellulaire, molle, qui durcit dans certaines conditions.

C'est la pulpe dentaire. Elle fait suite aux terminaisons des nerfs et artères dentaires.

La pulpe étant le commencement de la dent, nous ne pouvons admettre l'expression de certains auteurs, d'après laquelle la pulpe prendrait la forme de la cavité dentaire. Basé sur nos observations, il nous semble bien plus rationnel de soutenir que la cavité dentaire est *forcée* de prendre la forme de la pulpe. En effet, les parties dures se moulent au-dessus de la surface des parties molles de la dent, à peu près comme la coquille se moule autour des mollusques.

Le durcissement transforme en lamelles inorganiques une partie de la sécrétion organique provenant de la papille. L'ensemble de ces lamelles, moulé autour de la pulpe, forme une cavité dont les parois, après leur solidification, ne se contractent plus, ni exécutent aucun mouvement propre ; mais elles subissent mécaniquement les impulsions ou mouvements de dedans au dehors provoqués par la pulpe vivante, qui, jusqu'à un certain degré, peut se contracter ou se dilater dans la cavité qu'elle a ainsi formée. Les parties solidifiées jouissent cependant encore de la propriété de pouvoir s'imprégner de la sécrétion papillaire, pour être ainsi liées intimement par cimentation aux concrétions subséquentes provenant de la même origine.

Quand, de cette manière, le rudiment de la cavité est établi, il suffit de faire régulièrement intervenir le mouvement moléculaire sanguin, pour se rendre compte de l'accroissement de la dent jusqu'au moment de son éruption.

Avec chaque systole ventriculaire, des globules de sang artériel sont poussés jusqu'aux ramifications artérielles capillaires. Ainsi chaque papille dentaire est continuellement alimentée.

La papille dentaire remplit vis-à-vis du sang une fonction analogue à celle que remplissent les glandes pour l'organisme en général. Après un travail éliminatoire qui lui est propre, elle résorbe une partie du liquide qui tient en dissolution les substances nécessaires à la nutrition de la pulpe et à la concrétion environnante ; la forme liquide permet en même temps un accroissement régulier par les prépicités successifs.

Aussi longtemps que l'accroissement de la dent n'est pas terminé, cette élaboration successive continue. Quand, par suite d'une cause quelconque, cette nutrition moléculaire ne peut plus avoir lieu de la même manière, ou quand l'accroissement continuel de la dent rencontre des obstacles que les seuls efforts de l'organisme ne peuvent vaincre, cet accroissement doit s'arrêter.

SECONDE ÉPOQUE. — Eruption des dents. — Première dentition.

Par l'accroissement progressif que nous venons de décrire, les dents sont mécaniquement poussées du dedans au dehors, à travers les canaux alvéolaires qui se forment en même temps. Arrivées sous la muqueuse gingivale qui revêt les os maxillaires, on les voit provoquer une vive inflammation par suite de la pression et du frottement qu'elles exercent sur les parties environnantes.

La riche vascularisation des gencives est très manifeste au moment de l'éruption des premières dents lorsque, sous la muqueuse transparente, on aperçoit la dent comme un fond blanc, sur lequel se dessinent nettement les ramifications des artérioles de la gencive.

Au moment de la plus forte congestion, la résistance du tissu gingival, à la poussée des dents, est souvent tellement considérable qu'elle devient la source de vives souffrances de l'enfant ; les parents s'en inquiètent avec raison, car cet état congestif peut devenir la cause immédiate d'accidents généraux dangereux, à cause des rapports vasculaires et nerveux dont nous avons parlé plus haut.

Nous ne pouvons admettre, avec certains auteurs, dans ces cas, la localisation de la douleur au bord gingival congestionné. Les gencives occasionnent cette douleur par la résistance qu'elles opposent au passage des dents. De là résulte un tiraillement et une pression considérable sur le nerf dentaire, dont l'extrême sensibilité est bien connue, tandis que le tissu gingival est très peu sensible.

L'heureuse réussite de l'incision des gencives, et la fréquence de cette intervention chirurgicale démontrent que cette opinion n'est plus aujourd'hui sérieusement contestée.

C'est ordinairement vers le sixième ou septième mois après la naissance que l'organisme a achevé la préparation intra-alvéolaire des premières dents, et qu'elles commencent leur éruption qui se fait dans l'ordre suivant :

D'abord percent les 2 incisives moyennes inférieures.

Puis	—	2 incisives moyennes supérieures.
	—	4 incisives latérales.
	—	4 petites molaires.
	—	4 canines.
	—	4 secondes petites molaires.

Total. . . . . 20 dents.

Le développement de ces dents passagères est complet vers la fin de la troisième année.

Par leur accroissement latéral progressif, elles contribuent mécaniquement à l'allongement latéral des os maxillaires, et, par leur poussée verticale, elles augmentent un peu le diamètre vertical de la face.

On comprend l'ensemble des dents de la première dentition sous le nom collectif de *dents de lait.*

TROISIÈME ÉPOQUE. — Seconde dentition.

On appelle improprement cette époque la dentition permanente, parce que, en règle générale, les secondes dents ne se remplacent pas. Mais l'art du dentiste serait bien simplifié si, en effet, les secondes dents étaient réellement permanentes.

Les mâchoires de l'enfant ont assez de place pour les vingt dents de la première dentition, mais elles seraient manifestement trop petites pour un plus grand nombre de dents, dont au surplus les dimensions sont plus grandes que celles de la première dentition.

Pour se convaincre de ce fait, il suffit de mesurer les mâchoires à l'époque de la première dentition, et de les comparer à celles de l'adulte.

Nous n'aurions point parlé de cette vérité élémentaire s'il ne se trouvait pas dans certains anatomistes distingués des phrases pareilles : « Les dents incisives de se-
« conde dentition sont plus larges que les incisives tem-
« poraires; d'un autre côté, les petites molaires sont
« plus étroites que celles de la première dentition, de
« telle sorte que *l'espace occupé par les dents de seconde*
« *dentition est à peu près le même que celui qui est oc-*
« *cupé par les dents temporaires.* » (Voir le *Traité d'ana-*
tomie descriptive du docteur Jamain, Paris, 1861, p. 77.)

Il est difficile de comprendre la raison de cette erreur.

C'est ordinairement vers l'âge de sept ans que s'effectue la seconde dentition. Le commencement de cette période s'annonce par l'éruption des premières grosses molaires.

Puis les dents passagères tombent, dans l'ordre de leur éruption, et au fur et à mesure qu'elles tombent, elles sont remplacées par des dents permanentes.

Arrivées au terme de leur entier développement, les dents passagères ne sont plus nourries convenablement par leur système vasculaire. A la suite elles s'ébranlent. Alors, dès que les secondes dents sont devenues assez longues pour repousser les premières dents hors de l'alvéole, celles-ci se détachent facilement, et presque sans douleur. La résistance n'est pas grande ; aussi dans cette période n'avons nous pas à craindre les terribles accidents congestifs qui enlèvent un si grand nombre d'enfants pendant les premières années de la vie.

Seulement il est indispensable de surveiller la poussée des dents permanentes, pour ne pas les voir prendre des fausses directions. Des moyens simples mécaniques sont mis en usage, avec beaucoup de succès, pour remédier à cet inconvénient.

Voici l'ordre dans lequel s'opère ordinairement la seconde dentition :

de 6 à 7 ans, les premières grosses molaires. . 4 dents.
de 6 à 8 ans, les incisives moyennes inférieures. 2 —
de 7 à 9 ans, les incisives moyennes supérieures. 2 —
de 8 à 10 ans, les incisives latérales. . . . . 4 —
de 9 à 11 ans, les premières petites molaires. 4 —
de 10 à 12 ans, les canines. . . . . 4 —
de 11 à 13 ans, les deuxièmes petites molaires. 4 —
de 12 à 17 ans, les deuxièmes grosses molaires. 4 —

entre 20 et 30 ans les dernières molaires, appelées aussi dents de sagesse, et qui ne paraissent pas chez tous les sujets. Ces dernières dents restent souvent atrophiées, parce que l'espace pour le développement complet leur manque.

Les incisives de la seconde dentition sont bien plus larges que celles de la première.

Ainsi, une bouche complète devrait contenir 32 dents, quand les dents permanentes ont toutes faites éruption.

Mais il est bien plus fréquent de trouver des belles garnitures de 28 dents que de 32. Cela tient moins à l'éruption tardive des dents de sagesse qu'à la circonstance que pendant la jeunesse une molaire s'est cariée peut-être de chaque côté et a été arrachée.

A la suite, les dernières molaires ont pu percer et se développer à leur aise. Alors leur poussée latérale peut faire disparaître la lacune qui était occasionnée par l'avulsion d'autres molaires.

De la forme des dents adultes.

Toutes les dents adultes sont plus longues que larges. Elles présentent une partie libre, blanche; c'est la *couronne* de la dent.

A l'état physiologique, la hauteur des couronnes est à peu près égale; il est facile de comprendre la nécessité de cette disposition; car, sans cette égalité, le frottement ou contact des dents correspondantes superposées ne pourrait avoir lieu d'une manière normale. Par contre, la longueur des racines varie beaucoup.

Il est facile de constater que la principale différence de la hauteur des dents porte sur les racines. Celles-ci deviennent d'autant plus longues et droites que leur position, par rapport aux voisines ou à la position du canal dentaire, leur permet de pivoter droit.

Si leur développement en cette direction est gêné par un obstacle mécanique, les racines peuvent dévier, et présenter des formes anormales, des anfractuosités, crochets, etc.

Si une dent d'une rangée vient à manquer, la dent correspondante a une tendance à s'allonger. Sur des animaux rongeurs, on peut ainsi obtenir des anomalies bien curieuses ; mais dans l'espèce humaine, au cas où la croissance normale de la dent est achevée, elle n'augmente plus de volume. Alors, le frappement des mâchoires ébranle et pousse la racine jusqu'à ce que celle-ci n'est plus retenue par l'avéole ; ainsi déchaussée, elle tombe.

Les deux arcades dentaires représentent des parties inégales d'un ovale ; leurs diamètres sont inégaux. Celui de l'arcade supérieure est plus considérable que celui de l'inférieure, de sorte que, dans la position la plus ordinaire de repos, l'arcade supérieure dépasse un peu l'inférieure, en avant, tandis qu'à partir de la seconde petite molaire jusqu'à la dernière grosse molaire, les couronnes sont exactement superposées. La disposition des alvéoles antéro-supérieures favorise cette position, parce qu'elle force les incisives supérieures de porter leur rebord tranchant un peu en dehors. Pour superposer exactement toutes les dents, il faut par conséquent faire exécuter au maxillaire inférieur un mouvement en avant qui fait proéminer le menton.

Cette superposition inégale des diverses parties des arcades dentaires favorise encore le mode de broiement particulier à chacune des diverses espèces de dents.

Nous avons dit dans l'introduction que la *conformation extérieure des dents est appropriée à leurs usages.*

3

Les quatre dents qui forment la paroi antérieure de chaque arcade sont *tranchantes ;* aussi on les appelle *incisives.*

Elles ont une couronne cunéiforme, ayant une face antérieure convexe, une face postérieure concave, deux faces latérales triangulaires, et un bord tranchant un peu plus large que la base. Le bord tranchant est quelquefois irrégulier et sinueux, mais l'usure et le frottement le rendent droit. Les incisives supérieures sont plus grosses que les inférieures, et les moyennes sont plus larges que les latérales.

La racine est de forme conique, aplatie et creusée d'un léger sillon latéral.

En dehors des incisives est située dans chaque mâchoire une dent pointue, destinée à *déchirer* certains aliments ; c'est la dent *canine.* Il y en a quatre au total. Ces dents ont une couronne conoïde, pointue, mais émoussée ; leur racine est la plus longue de toutes les dents.

Les dents destinées à opérer le *broiement* à la manière des *meules* sont appelées dents *molaires.* Elles sont situées en dehors des dents canines ; il y en a cinq pour chaque moitié des deux mâchoires, ce qui fait un total de vingt molaires.

Toutes les molaires n'ont pas un volume égal ; mais elles sont toutes formées sur le même principe. Leur couronne, cubique, est surmontée de tubérosités qui augmentent les surfaces de frottement.

Leurs racines présentent des différences que nous signalerons en particulier.

Les premières deux molaires de chaque moitié des deux arcades sont plus petites que les trois qui suivent. Aussi on les appelle petites molaires, et pour les distinguer entre elles, première et seconde petite molaire, en commençant à compter depuis les canines.

Leur couronne est munie de deux tubercules, l'un interne, l'autre externe, qui sont séparés par une rainure. La forme des couronnes est cylindroïde.

Leurs racines sont uniques ou doubles (bifides), séparées par un profond sillon ou par la divergeance du pivotement des racines.

Si l'on compte à part les dents de sagesse, il y a douze grosses molaires, trois dans chaque moitié des deux arcades; on les a également numérotées, en commençant à compter depuis la seconde petite molaire.

Les couronnes des deux premières sont régulièrement cuboïdes et très volumineuses; munies de quatre tubérosités qui sont séparées par deux sillons en forme de croix.

La couronne de la troisième grosse molaire n'a que trois tubérosités.

Les quatrièmes grosses molaires (dents de sagesse), sont le plus souvent atrophiées.

Les racines des grosses molaires sont toujours multiples, doubles, triples, plus rarement quadruples ou quintuples, et présentent de nombreuses irrégularités de dimension et direction.

Le plus souvent, les molaires supérieures ont trois et les inférieures deux racines.

De la structure microscopique des dents, et de leur composition chimique.

La structure intime des dents ne ressemble pas à celle des os, quoique leurs éléments chimiques soient à peu près les mêmes.

Ainsi, tandis que dans les os une substance homogène forme le squelette, dont les cavités sont remplies par la moëlle, le squelette des dents est formé de deux couches parfaitement distinctes par leur aspect.

Dans un chapitre précédent, en étudiant le mode de développement des dents, nous avons vu qu'à la surface de la papille dentaire il se forme, par le durcissement d'un liquide qu'elle sécrète, d'abord une feuille mince, dure, dont le volume augmente par la superposition de concrétions subséquentes. Peu à peu l'augmentation de la substance concrétée constitue ainsi un étui très dur dans la cavité duquel la pulpe, alimentée comme nous l'avons décrit, exécute son travail particulier.

Par le durcissement plus ou moins rapide ou plus ou moins complet, peut-être aussi par une légère différence de sa composition, les couches externes ou internes de la dent, ainsi que la couronne et la racine, ne présentent ni la même consistance, ni la même solidité, ni le même aspect.

La *couronne* est formée d'une couche d'*émail* blanc-bleuâtre, extrêmement dure, jusqu'à donner feu sous le frottement de l'acier. Cet émail est composé de canalicules prismatiques, qui suivent en serpentant et convergeant l'axe longitudinal de la dent. Une mince pellicule ou lamelle de pareille consistance entoure les canaux.

La *racine*, au contraire, ressemblant à l'*ivoire*, est formée de couches concentriques qui s'altèrent rapidement quand elles ne sont plus protégées par l'émail. Ces couches concentriques se composent de petits canalicules ouverts dans la cavité dentaire et dirigés obliquement en dehors et en haut. Ces canalicules sont creux ou remplis de phosphate de chaux.

La racine est entourée superficiellement d'une écorce appelée *enveloppe ostoïde* de la racine, et composée de petites feuilles concentriques crétacées.

Dans l'*intérieur* des dents il existe un *canal*. Les nerfs et vaisseaux dont chaque dent est pourvue se terminent dans cette cavité irrégulière.

C'est à cette cavité qu'aboutissent les canalicules ; le liquide particulier sécrété dans cette cavité pénètre dans les canalicules, les imbibe et les nourrit.

Les canalicules de la couronne peuvent transmettre certaines sensations au nerf caché dans l'intérieur. Ainsi on perçoit par la douleur, ou par une sensation particulière et désagréable, le contact ou le grincement et le broiement de certains corps durs, tels que des grains de sable, etc.

Quand des substances corrosives, acides, etc., sont mises en contact avec la couronne dentaire, ces substances peuvent attaquer ou dissoudre une partie de l'émail. Alors le glissement des dents n'est plus aussi facile qu'auparavant, et les nerfs dentaires perçoivent la rugosité des points de contact par une sensation particulière ; on dit vulgairement, à tort, dans ce cas que les dents s'allongent.

En faisant agir de l'acide chlorhydrique dilué sur une dent extraite, on détruit les parties solubles dans cet acide, et, après certains lavages, il reste alors une substance cartilagineuse qui forme pour ainsi dire le squelette de la dent.

L'analyse chimique fait reconnaître que la dent est composée, pour la majeure partie, à peu près 88 1/2 % de phosphate de chaux de fluate de chaux, de 8 % de carbonate de chaux, et de 1 1/2 % de phosphate de magnésie. Le reste est une substance animale qui se soustrait à l'analyse chimique.

La nature des sels qui forment les dents fait comprendre pourquoi elles sont facilement attaquées par les acides.

La substance animale sert de moyen de liaison aux

substances minérales qui constituent la majeure partie de la dent. C'est pourquoi on l'a appelé ciment dentaire.

Certains alcalins forts ont la propriété de détruire la matière animale ; portés sur les dents, ils exercent une pareille influence sur le ciment, en le dissolvant.

Le résultat de la destruction du moyen de liaison est la désagrégation des molécules minérales ; dans ces conditions, la dent se désagrége par petits fragments. Diverses maladies exercent une influence analogue sur les dents.

Ces particularités chimiques nous apprennent à éviter dans la composition des dentifrices les substances qui exercent sur la dent une influence destructive.

Des propriétés vitales des dents.

Dans l'état actuel de la science, il paraît impossible de révoquer en doute l'exactitude de notre manière d'envisager l'odontogénie. Aujourd'hui on ne peut plus, comme autrefois, considérer la dent humaine comme privée de vie, parce qu'à une certaine époque son accroissement reste stationnaire.

Les diverses maladies dont peuvent être atteintes les dents, et leur modification sous l'influence de certains médicaments externes le prouvent abondamment.

Les fractures dentaires, guéries par la formation d'un cal, les modifications de la couleur, de la transparence, de la consistance et de la solidité dans la fièvre typhoïde, la phthisie pulmonaire et d'autres maladies graves, et le retour des dents à l'état primitif, quand une amélioration de la santé ou la guérison ont remplacé l'état maladif, tous ces faits peuvent être confirmés par l'observation journalière.

Du reste, pour résumer notre manière d'envisager ce point physiologique important, nous répétons qu'après l'imbibition de chaque papille dentaire par le sang oxygéné, il se manifeste un travail diviseur particulier dans la dent. Les molécules solides peuvent se précipiter ou retourner dans le torrent circulatoire, les parties liquides peuvent s'instiller dans les tubes capillaires dont la dent est composée. Ainsi — à l'état de santé ou de maladie — le sang peut laisser dans chaque dent, à chaque moment, une trace de son passage rapide, analogue à l'effet qui se produit dans chaque autre molécule de l'organisme.

Des maladies des dents, et des soins hygiéniques de la bouche.

La plupart des maladies dentaires se terminent par la *nécrose* ou *carie* des *dents*.

Nous élargirions trop notre cadre si nous voulions énumérer toutes les diverses causes qui peuvent amener la destruction partielle ou totale des couronnes dentaires.

Bornons-nous à dire que les maux et la destruction des dents sont en grande partie occasionnés par une négligence des soins hygiéniques que réclame impérieusement l'entretien de la bouche.

C'est par l'observation des lois de l'hygiène qu'on empêche l'introduction dans la bouche de substances : 1° dont la température s'éloigne beaucoup (en plus ou en moins) de la température animale moyenne ; 2° dont la consistance oppose une trop grande résistance à la force triturante des dents ; 3° qui sont, par leur composition chimique, immédiatement nuisibles à la substance dentaire, sans parler de leurs effets généraux qui peuvent se manifester plus tard sur l'organisme en général.

Enfin, l'hygiène de la bouche nous commande à éloigner en temps utile, par des moyens appropriés, les matières étrangères organiques (champignons, etc.), ou inorganiques (tartre, etc.), qui peuvent se déposer autour du col dentaire ou dans les couronnes, et devenir la cause de vives souffrances ou de la perte des dents.

TABLE DES MATIÈRES